Umschreibung Gegenstände –

Wie heißt der gesuchte Gegenstand?

Seniorenbeschäftigung Rätsel

Casilda Berlin

Weitere Bücher für Senioren von Casilda Berlin:

Umschreibung Tiere – Wie heißt das gesuchte Tier? Seniorenbeschäftigung
Rätsel
ISBN-13: 978-1976170430

50 Bilder, die leicht gelingen – ein Ausmalbuch für Senioren (Anfänger)
ISBN-13: 978-1530264391

Blumen, die leicht gelingen – Ausmalbuch für Senioren
ISBN-13: 978-1541086999

MANDALAS die leicht gelingen - Malbuch für Senioren (Anfänger)
ISBN-13: 978-1546636649

50 anspruchsvolle Bilder: Ein Ausmalbuch für Senioren (Fortgeschrittene)
ISBN-13: 978-1530324781

Besuchen Sie die Autorin Casilda Berlin, und holen Sie sich
1 kostenloses ebook zum Ausmalen:

www.casilda-berlin.de

ISBN: 978-1978430990

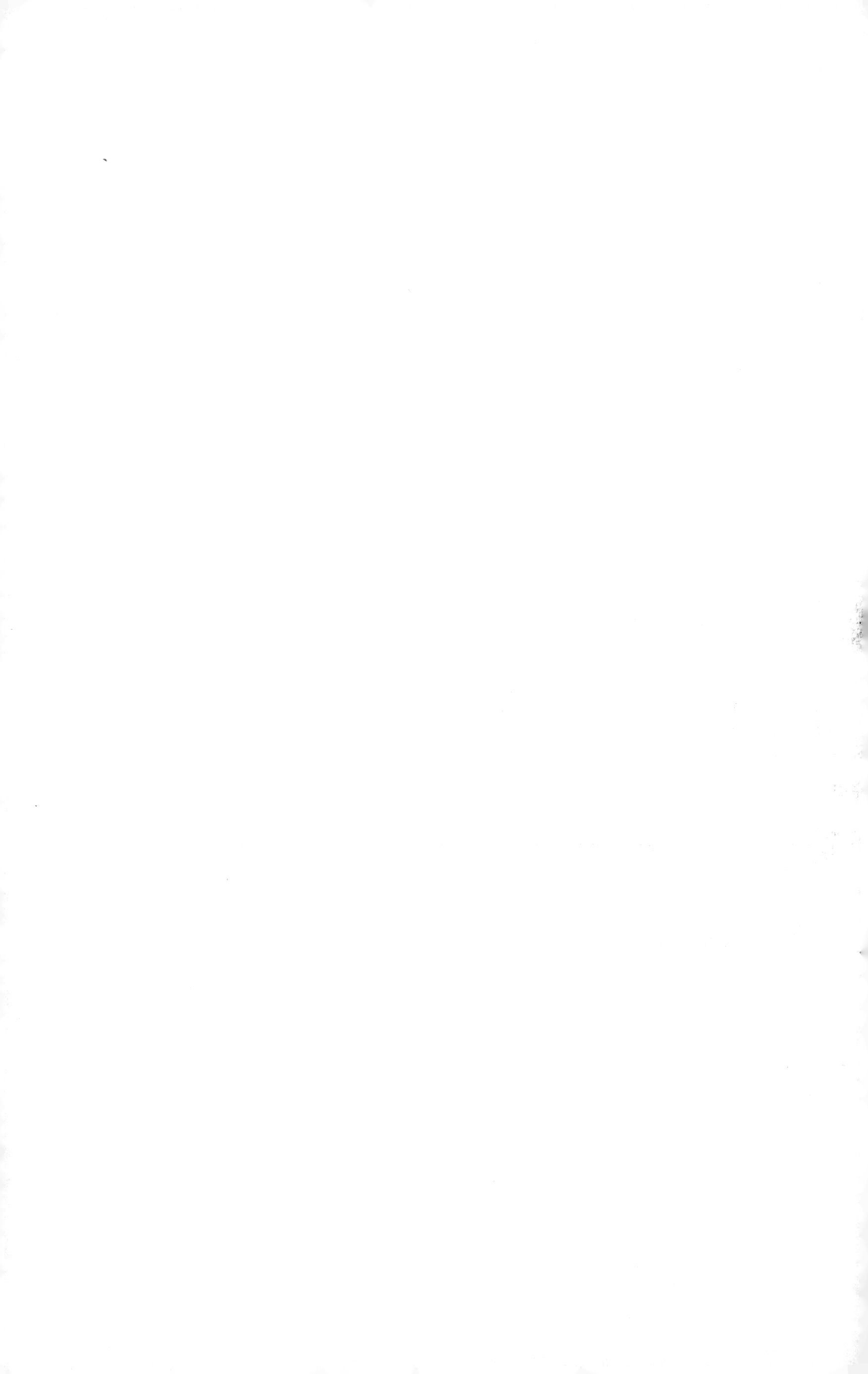

Wie heißt der gesuchte Gegenstand?

Rätselraten ist eine beliebte niederschwellige Beschäftigungsmöglichkeit für Senioren. Ob Bewohner in Seniorenheimen, Teilnehmer in Tagesbetreuungen oder zu Hause wohnende Senioren – sie alle erleben mit diesem Buch unterhaltsame Ratestunden.

Dieses Rätselbuch eignet sich für Einzel- und Gruppenmaßnahmen und wird mit einem Begleiter durchgeführt. So kann es auch bei einem unterhaltsamen Nachmittag unter Freunden oder in der Familie, wo es um Seniorenbeschäftigung geht, zum Einsatz kommen.

Es wurde im Praxisalltag in der Seniorenbetreuung entwickelt, um die geistigen Fähigkeiten und die Kommunikation anzuregen. Die grauen Zellen werden spielerisch trainiert und auf Vordermann gebracht.

Die Vorgehensweise der Rätsel ist für Personen mit leichten bis mittleren geistigen Einschränkungen leicht verständlich. So können auch Senioren mit beginnender und fortgeschrittener Demenz mit Freude an den Rätselrunden teilnehmen.

Erraten von einfachen Gegenständen

Die Suche nach verschiedenen Gegenständen ermöglicht eine verbesserte Lebenszufrie-denheit für die jeweiligen Menschen.

Alltagsgegenstände wecken bei Senioren Erinnerungen, mit denen sie vergangene Erleb-nisse verbinden. Die meisten der gesuchten Gegenstände sind aus dem Alltag bekannt wie beispielsweise ein Hundekörbchen, eine Postkarte, ein Fernsehsessel oder Aquarium.

Teilnehmer, die den gesuchten Gegenstand erraten, erleben freudige Erfolgserlebnisse. Diese können verstärkt werden, indem für jede richtige Lösung eine Kleinigkeit wie z. B. ein Schokoriegel oder ein Bonbon überreicht wird.

So gelingt die Rätselrunde:

So gelingt die Rätselrunde:

Alle Teilnehmer beteiligen sich daran, herauszufinden, welcher Gegenstand gemeint ist.

Eine Person (z. B. Familienangehöriger, Partner, Gruppenleiter oder Begleiter) erklärt die Vorgehensweise:

Mehrere kurze Sätze geben Hinweise den gesuchten Gegenstand.

Jeder Satz wird langsam und für alle Teilnehmer gut verständlich vorgelesen. Nach jedem Satz wird eine kleine Pause eingelegt und gefragt, ob es Vorschläge zu dem gesuchten Gegenstand gibt.

Der erste Satz wird dann wiederholt, anschließend der zweite ergänzt.

Dann werden beide Sätze wiederholt und der dritte Satz ergänzt. Der Begleiter fragt erneut nach Ideen.

Nach und nach wird Satz für Satz vorgelesen, bis der gesuchte Gegenstand gefunden ist.

Wenn die Teilnehmer keine Lösung finden, nennt der Begleiter am Ende den gesuchten Gegenstand.

Wird der Gegenstand vorzeitig gefunden, werden die noch übrigen Sätze vorgelesen.

1. Früher war dieser Gegenstand weit verbreitet, heutzutage wird er immer weniger verwendet.

2. Man kann ihn beschriften und bekleben.

3. Wenn man diesen Gegenstand bekommt, freut man sich meistens darüber.

4. Man kann ihn vom Ende der Welt bis nach Hause verschicken.

5. Auf einer Seite des Gegenstandes sind verschiedene Motive zu sehen, meistens sind es Landschaften und Sehenswürdigkeiten.

6. Er enthält Grüße von Angehörigen und Freunden aus dem Urlaub.

7. Wenn man diesen Gegenstand verschickt, braucht man eine Briefmarke.

Antwort: Der gesuchte Gegenstand heißt Postkarte.

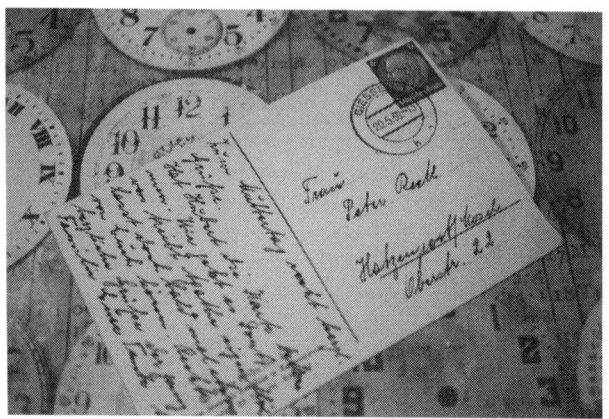

1. Die ersten Modelle dieses Gegenstandes waren aus Holz.

2. Er ist eine beliebte Beute von Dieben.

3. Auf dem gesuchten Gegenstand kann man sitzen.

4. Er ist ein Nachfolgemodell der Laufmaschine, die vor 200 Jahren erfunden wurde.

5. Heute ist er ein beliebtes Fortbewegungsmittel.

6. Hat man eine Panne, steht man ziemlich auf dem Schlauch.

7. Der gesuchte Gegenstand hat 2 Räder und einen Lenker.

8. Umgangssprachlich wird er auch als Drahtesel bezeichnet.

Antwort: Der gesuchte Gegenstand heißt Fahrrad.

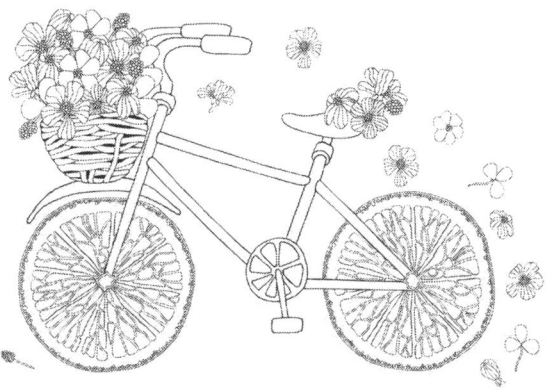

1. Früher gab es diesen Gegenstand nur aus Weiden. Heute wird er auch aus anderen Naturmaterialien und Kunststoff hergestellt.

2. Er hat eine ovale Form, eine ca. 10 cm hohe Kante und vorne eine Abflachung für einen komfortablen Einstieg.

3. Für seinen Besitzer ist er ein Ort zum Entspannen, Zurückziehen und Schlafen.

4. Er steht in der Wohnung in einer ruhigen Ecke ohne Zugluft.

5. Man kann ihn in jedem Tiergeschäft kaufen.

6. Dieser Gegenstand ist für schlafende Hunde.

Antwort: Der gesuchte Gegenstand heißt Hundekörbchen.

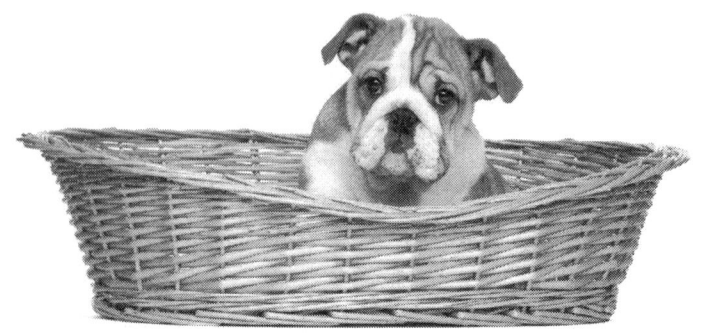

1. Dieser Gegenstand wurde in der Antike zur Vorratshaltung verwendet.

2. Er ist ein Hohlgefäß aus Glas, Porzellan, Ton, Holz, Metall oder Kunststoff.

3. Er ist ein beliebtes Geschenk.

4. Manchmal hat er einen engen Hals.

5. Der gesuchte Gegenstand ist nicht nur praktisch, sondern auch dekorativ.

6. Er ist in jedem Haushalt in verschiedenen Formen und Größen zu finden.

7. Hauptsächlich wird er verwendet, um Schnittblumen aufzustellen.

Antwort: Der gesuchte Gegenstand heißt Blumenvase.

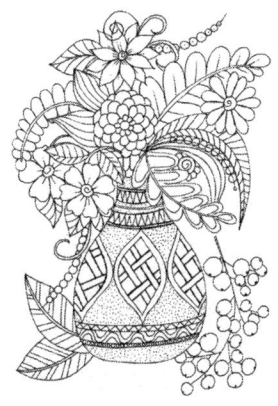

1. Der gesuchte Gegenstand bewirkt, dass man schlagartig jünger aussieht.

2. Man benötigt ihn in der Regel erst im fortgeschrittenen Alter.

3. Vorzugsweise wird er nur tagsüber getragen.

4. Er ist ein Ersatz für etwas, was man zuvor verloren hat.

5. Wer Implantate als Zahnersatz trägt, braucht diesen Gegenstand nicht.

6. Mit diesem Gegenstand gehören Zahnschmerzen der Vergangenheit an.

7. Bestimmte Tiere (z. B. Haie) benötigen diesen Gegenstand nicht, weil ihre Zähne nachwachsen.

Antwort: Der gesuchte Gegenstand heißt Gebiss.

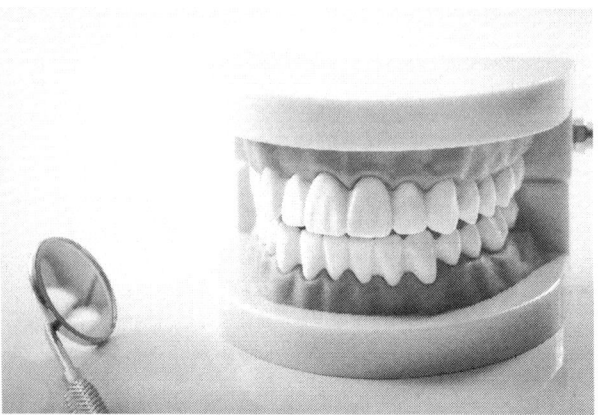

1. Wohnräume, Arbeitsplätze, Ampeln und Fahrzeuge jeglicher Art sind auf diesen Gegenstand angewiesen.

2. Bei diesem Gegenstand fließt elektrischer Strom durch einen sehr dünnen Draht, der als Glühdraht bezeichnet wird.

3. Der Glühdraht kann insgesamt ca. 1.000 Stunden lang Leistung erbringen, danach ist er verbraucht und der gesuchte Gegenstand unbrauchbar.

4. Es gibt viele unterschiedliche Modelle, nämlich birnenförmig, rund und kerzenförmig.

5. Das Glas ist durchsichtig oder milchig.

6. Mit einem Schraubsockel wird der gesuchte Gegenstand in einer Lampe befestigt.

Antwort: Der gesuchte Gegenstand heißt Glühbirne.

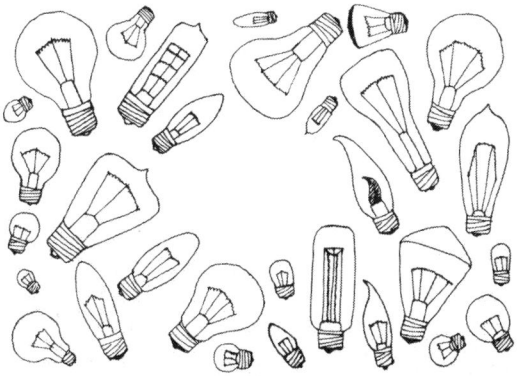

1. Eine Nacht ohne diesen Gegenstand kann man sich kaum vorstellen.

2. Für einen erholsamen Schlaf ist er unverzichtbar.

3. Den Gegenstand gibt es in verschiedenen Ausführungen, nämlich in dünn und leicht oder dick und schwer.

4. Ist er zu dick, kommt man kräftig ins Schwitzen.

5. Er ist meistens rechteckig oder quadratisch.

6. Je nach Modell enthält der Gegenstand unterschiedliche Füllungen wie Daunen, Federn, Naturhaar oder Kunstfasern.

Antwort: Der gesuchte Gegenstand heißt Bettdecke.

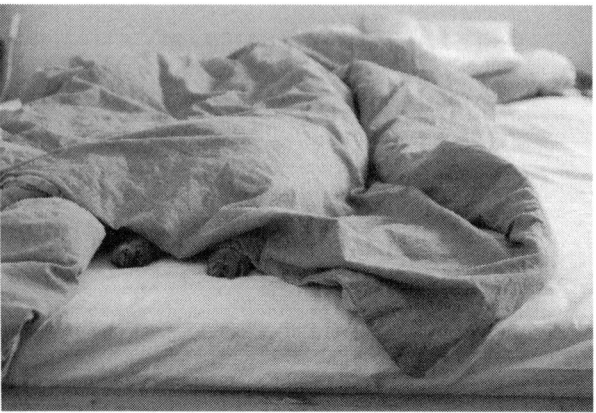

1. Der gesuchte Gegenstand besteht aus Leder oder Kunststoff.

2. Wenn man diesen Gegenstand verliert, hat man ein großes Problem.

3. Nicht der Gegenstand selbst wird geliebt, sondern sein Inhalt.

4. Er ist in fast jeder Handtasche anzutreffen.

5. Er ist bei Taschendieben die beliebteste Beute.

6. Er hat je ein Fach für Scheine und Münzen.

7. Wenn jemand sehr wohlhabend ist, sagt man auch „Er hat ein dickes …."

Antwort: Der gesuchte Gegenstand heißt Portemonnaie.

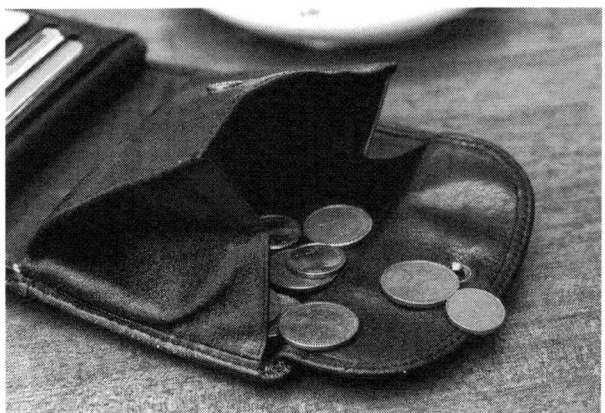

1. Diesen Gegenstand benötigen nur wenige Kinder, aber viele Senioren.

2. Er kann vor zu viel Sonne schützen.

3. Man bewahrt ihn in einem Etui auf.

4. Krankenkassen übernehmen einen Anteil der Kosten für diesen Gegenstand.

5. Wenn er hinfällt, gibt es Scherben.

6. Wenn man etwas zu positiv sieht, sagt man auch „Er sieht es durch die rosarote ….“

Antwort: Der gesuchte Gegenstand heißt Brille.

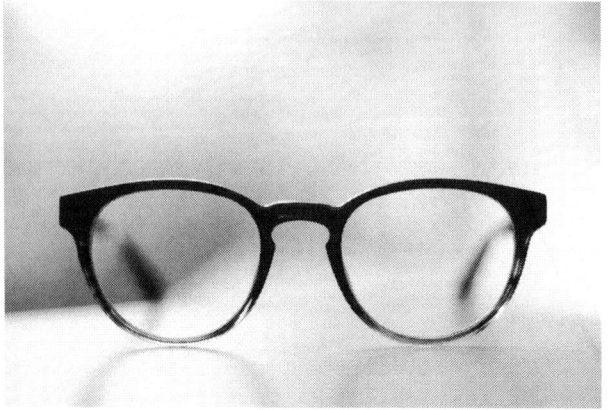

1. Den gesuchten Gegenstand schafft man sich meistens erst in höherem Alter an.

2. Mit diesem Gegenstand kann man es sich richtig gemütlich machen.

3. Er ist besonders für Personen geeignet, die Probleme beim Aufstehen haben.

4. Die Sitz- und Liegeposition kann man verändern.

5. Der gesuchte Gegenstand ist ein Sitzmöbel.

6. Bei vielen Modellen ist eine Aufstehhilfe vorhanden.

7. Er ist eine besondere Sesselform, bei der man die Beine hochlegen kann.

Antwort: Der gesuchte Gegenstand heißt Fernsehsessel.

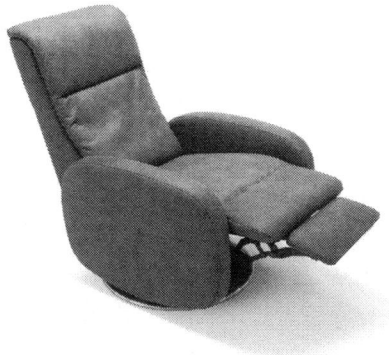

1. Als man diesen Gegenstand noch nicht kannte, nutzte man stattdessen stark polierte Kupfer- und Bronzescheiben.

2. Er besteht aus 2 Schichten, nämlich aus Glas und Aluminium. Dadurch kann er Lichtstrahlen reflektieren.

3. Es gibt Tage, da wünscht man sich, man hätte ihn nicht gesehen.

4. Wenn dieser Gegenstand hinfällt, gibt es Scherben. Nach einem alten Glauben sollen diese Unglück bringen.

5. In einem bekannten Märchen heißt es: „….an der Wand, wer ist die Schönste im ganzen Land?"

Antwort: Der gesuchte Gegenstand heißt Spiegel.

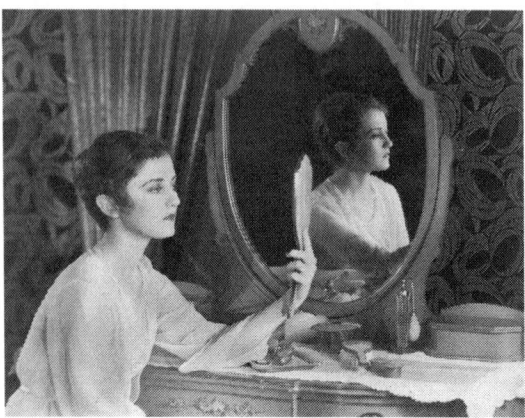

1. Der gesuchte Gegenstand ist für einen begrenzten Zeitraum verwendbar.

2. Man kann man ihn nicht kaufen.

3. Fotos, die dieser Gegenstand enthält, sind meistens nicht vorteilhaft.

4. Wenn man ihn verliert, ist das immer sehr ärgerlich.

5. Man selbst ist nie Eigentümer dieses Gegenstandes, sondern die Bundesrepublik Deutschland.

6. Erhältlich ist er beim Bürger- oder Einwohnermeldeamt.

7. Wenn man ein anderes Land bereist, wird er an der Grenze verlangt.

Antwort: Der gesuchte Gegenstand heißt Personalausweis.

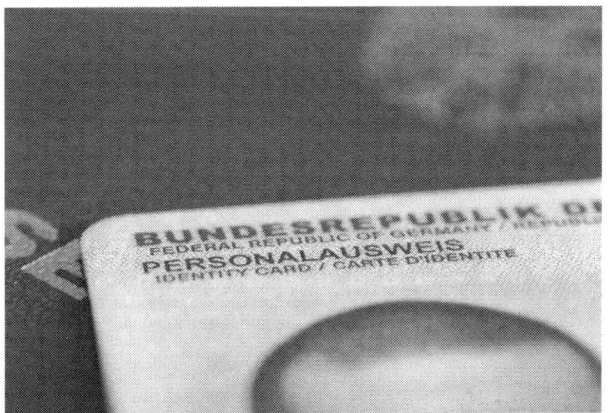

1. Der gesuchte Gegenstand ist ein kleines Stückchen Papier.

2. Mehrmals im Jahr gibt es weltweit viele neue Ausführungen.

3. Das jeweilige Land steht immer auf der Vorderseite.

4. Auf der Rückseite befindet sich eine Gummierung oder eine Klebefläche.

5. Der gesuchte Gegenstand kann wie eine Art Ersatzgeld betrachtet werden.

6. Je kleiner die Auflage, umso begehrter ist der gesuchte Gegenstand bei Sammlern.

7. An diesem Gegenstand verdient hauptsächlich die Post.

8. Er ist nur einmal verwendbar und verliert seinen Wert durch einen Stempel.

Antwort: Der gesuchte Gegenstand heißt Briefmarke.

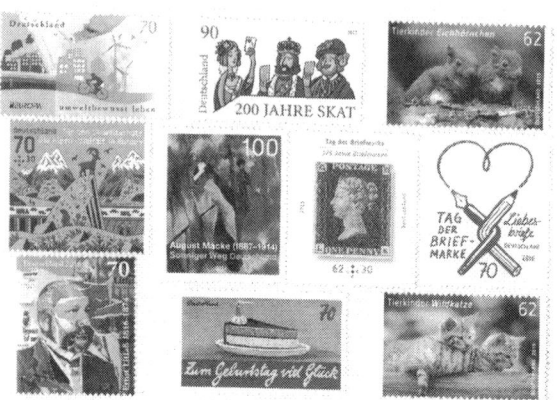

1. Auf diesem Gegenstand stehen viele Zahlen.

2. Alle Menschen der Welt orientieren sich an diesem Gegenstand.

3. Jedes Jahr wird dieser Gegenstand neu erstellt.

4. Nach Ablauf von 12 Monaten ist er nutzlos.

5. Alle 4 Jahre berücksichtigt dieser Gegenstand das Schaltjahr.

6. Für die Eintragung von Terminen ist er unverzichtbar.

7. Er enthält alle einzelnen Tage, Wochen und Monate eines Jahres.

Antwort: Der gesuchte Gegenstand heißt Kalender.

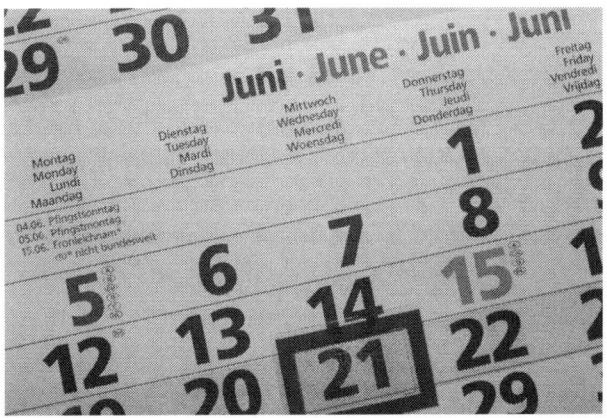

1. Der gesuchte Gegenstand ist meistens länglich und lässt sich verbiegen.

2. Im 16. Jahrhundert hat man statt dieses Gegenstandes Brot verwendet.

3. Striemen von Wildlederschuhen kann man damit entfernen.

4. Er sollte in keinem Büro fehlen.

5. Beim Gedanken an diesen Gegenstand fühlt man sich in seine Schulzeit zurückversetzt.

6. Man benötigt ihn, wenn man etwas korrigieren möchte.

7. Er besteht aus einem kleinen Stück Gummi und hat häufig die Farben rot und blau.

Antwort: Der gesuchte Gegenstand heißt Radiergummi.

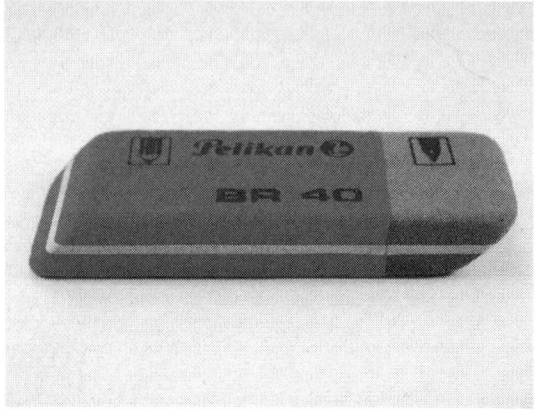

1. Auf dem Boden dieses Gegenstandes befindet sich Sand oder Kies.

2. Mit einer elektrischen Pumpe wird Sauerstoff zugeführt.

3. Bei nicht sachgerechter Pflege oder einem ungünstigen Standort (z. B. an der Heizung) bilden sich Algen.

4. Je nach Bewohnern enthält der gesuchte Gegenstand Süßwasser oder Salzwasser.

5. Kleine Ausführungen können im Wohnzimmer stehen, größere Modelle sind im Zoo zu besichtigen.

6. Zu sehen gibt es Fische, Schnecken, Krebsarten, Weichtiere und Wasserpflanzen.

Antwort: Der gesuchte Gegenstand heißt Aquarium.

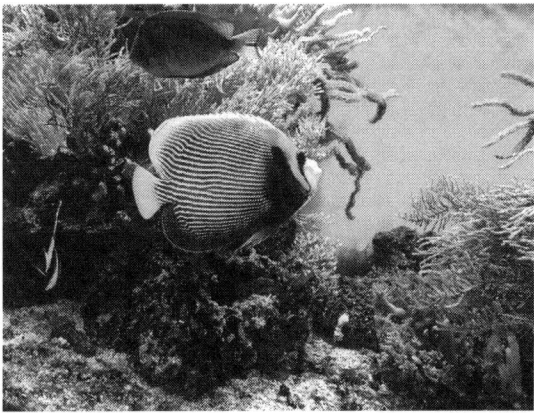

1. Der gesuchte Gegenstand verfügt über mehr oder weniger feine Zähne, die auch Zinken genannt werden.

2. In früheren Zeiten wurde er aus Knochen, Geweih, Elfenbein, Horn oder Holz gefertigt.

3. Er ist ein wichtiger Bestandteil eines Webstuhls.

4. Der gesuchte Gegenstand ist das älteste Werkzeug zur Körperpflege.

5. Fast jeder Mensch benutzt ihn mehrmals am Tag.

6. Im Friseursalon ist er neben der Schere das wichtigste Werkzeug.

7. Der gesuchte Gegenstand reimt sich auf die Stadt Hamm.

Antwort: Der gesuchte Gegenstand heißt Kamm.

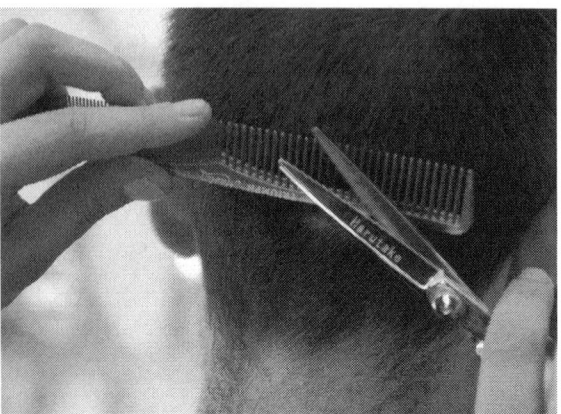

1. In der ersten Zeit nach seiner Erfindung wurde er nur selten von Männern genutzt, da er als ein Zeichen von „Verweiblichung" galt.

2. Heute ist dieser Gegenstand ein weltweit verbreiteter Gebrauchsgegenstand.

3. Er ist ein häufiger Begleiter im Herbst und Winter.

4. Mit einer Automatikfunktion kann er mit einer Hand geöffnet werden.

5. Er kann als Ersatz für einen Spazierstock verwendet werden.

6. Im Taschenformat heißt er Knirps.

7. Er schützt vor Nässe von oben.

Antwort: Der gesuchte Gegenstand heißt Regenschrim.

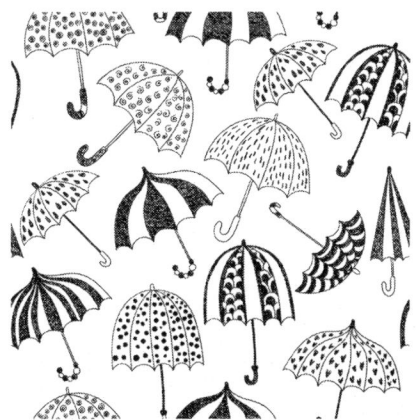

1. Der gesuchte Gegenstand wurde erstmals vor über 4.000 Jahren verwendet und bestand ursprünglich aus Elfenbein.

2. Bis vor einigen Jahren wurde er aus Holz gefertigt und hatte einen dünnen Metallstreifen an der Seite.

3. Heute besteht er meistens aus Plastik und ist bis zu 30 Zentimeter lang.

4. Je nach Länge ist er mit Zahlen von 1 – 30 beschriftet.

5. Den gesuchten Gegenstand kennt jeder aus dem 1. Schuljahr.

6. Wenn man eine gerade Linie malen und kurze Entfernungen messen möchte, ist dieser Gegenstand sehr nützlich.

Antwort: Der gesuchte Gegenstand heißt Lineal.

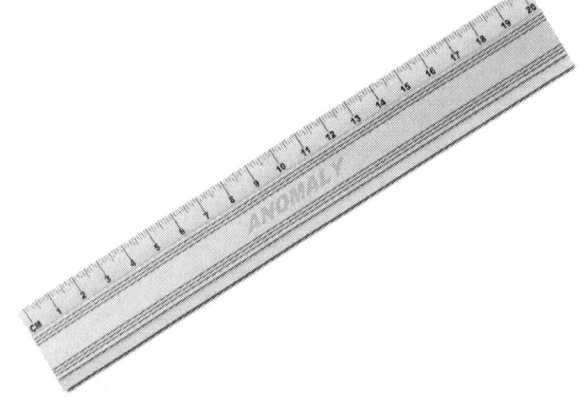

1. Diesen Gegenstand hat schon unsere Großmutter geliebt.

2. Es gibt ihn aus verschiedenen Materialien wie Metall, Kunststoff, Holz und Bambus.

3. Er hat unterschiedliche Längen und Durchmesser.

4. Bei den Formen unterscheidet man zwischen rund und gerade.

5. Eine große Auswahl dieses Gegenstandes findet man in gut sortieren Handarbeitsgeschäften.

6. Welches Modell dieses Gegenstandes man verwendet, hängt von der jeweiligen Wolle ab.

7. Egal, was man stricken möchte, ohne diesen Gegenstand geht es nicht.

Antwort: Der gesuchte Gegenstand heißt Stricknadel.

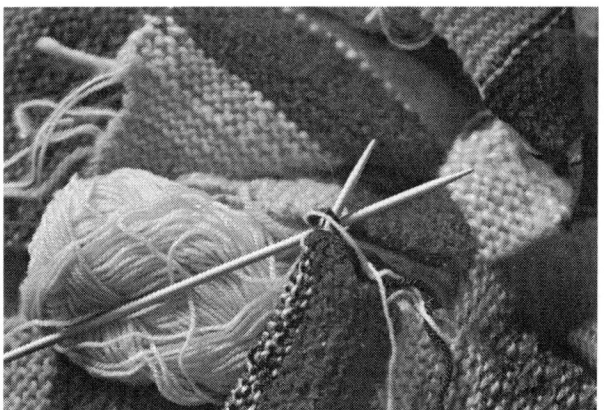

1. Der gesuchte Gegenstand eignet sich für drinnen und draußen.

2. Die meisten Modelle dieses Gegenstandes haben am Rand drei oder mehr Vertiefungen.

3. Der gesuchte Gegenstand war bis vor einiger Zeit in jeder Kneipe anzutreffen.

4. Der Inhalt dieses Gegenstandes riecht sehr unangenehm.

5. Er ist ein Behältnis für eine bestimmte Sorte Abfall.

6. Diesen Gegenstand benötigen nur Raucher.

Antwort: Der gesuchte Gegenstand heißt Aschenbecher.

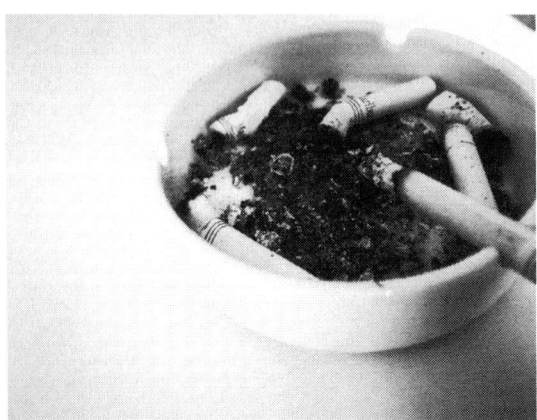

1. Der gesuchte Gegenstand führt seit jeher ein Schattendasein.

2. Er ist täglich in Gebrauch, besonders aber im Winter und beim Sport.

3. Es gibt ihn in vielen bunten Farben, aber meistens wird er in gedeckten Farben gekauft.

4. Lässt man ihn unaufgeräumt in der Wohnung herumliegen, spielen Hunde gerne mit ihm.

5. Wenn man ihn selbst herstellt, verwendet man ein Nadelquartett.

6. Früher hat man ein Loch in diesem Gegenstand immer gestopft.

7. Er ist die beste Waffe gegen kalte Füße.

8. Wenn man überrascht ist, sagt man auch „Von den …. sein".

Antwort: Der gesuchte Gegenstand heißt Socken.

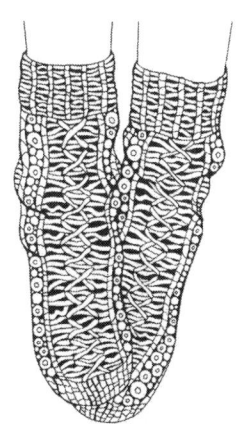

1. Diesen Gegenstand bekommen Männer nur selten zu Gesicht.

2. Früher war er immer aus Holz, heute gibt es ihn auch aus Kunststoff und in modernen Formen.

3. Er ist fingerlang, und man kann mit ihm viele lustige Sachen basteln.

4. Eichhörnchen stibitzen ihn gerne.

5. Man bewahrt ihn in einem Beutel oder Korb auf.

6. Hauptsächlich kommt der gesuchte Gegenstand beim Wäschewaschen zum Einsatz.

7. Mit seiner Hilfe wird Wäsche an einer Leine befestigt.

Antwort: Der gesuchte Gegenstand heißt Wäscheklammer.

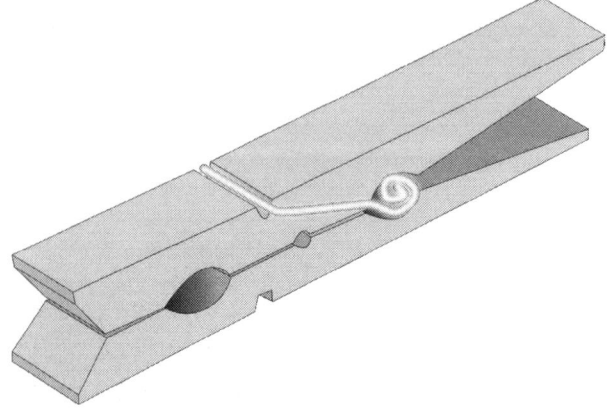

1. Diesen Gegenstand gibt es in vielen unterschiedlichen Materialien, Farben, Größen und Formen.

2. Früher war er immer aus Porzellan oder Ton, sodass es Scherben gab, wenn er hinfiel.

3. Da er fast täglich mit Wasser in Berührung kommt, ist er anfällig für Kalkränder.

4. Je nach Art und Material kann er drinnen oder draußen verwendet werden.

5. Das, was sich in dem Gegenstand befindet, ist meistens grün.

6. Er steht auf fast jeder Fensterbank.

7. Man kann diesen Gegenstand in einem Blumengeschäft kaufen.

8. Ein bekanntes Sprichwort sagt „Damit kann man keinen … gewinnen".

Antwort: Der gesuchte Gegenstand heißt Blumentopf.

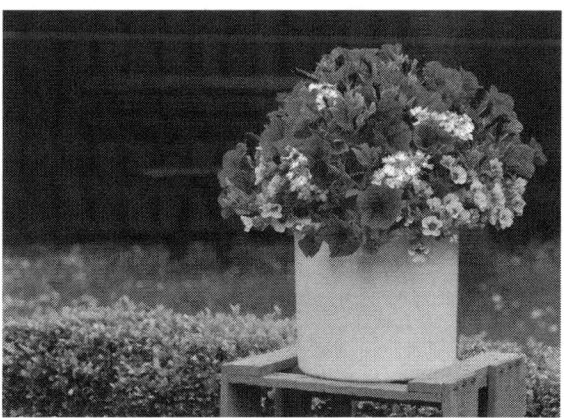

1. Weltweit werden jährlich ca. 40 Millionen Stück dieses Gegenstandes hergestellt.

2. Der gesuchte Gegenstand ist ein Sportgerät.

3. Bis in die 1960er Jahre bestand er aus vernähten Lederstreifen.

4. Gefüllt war der Gegenstand bis dahin mit einer Schweinsblase.

5. Den Gegenstand herzustellen, dauert für einen erfahrenen Näher ca. 3 Stunden.

6. Sein Umfang beträgt ca. 70 cm. Sein Gewicht liegt bei ca. 450 Gramm.

7. Er ist rund und muss ins „Eckige".

8. Wenn sich der Gegenstand auf einem Fußballfeld befindet, ist es sein Ziel, in einem Tor zu landen.

Antwort: Der gesuchte Gegenstand heißt Fußball.

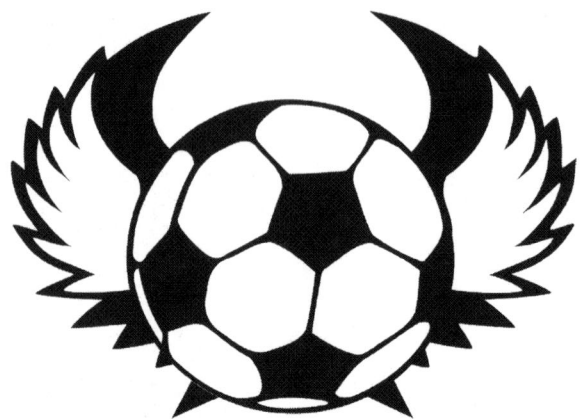

1. Der gesuchte Gegenstand wurde früher mit der Hand geschrieben.

2. Er wird mindestens vier Mal pro Woche in einer neuen Ausführung herausgebracht.

3. Wenn man den gesuchten Gegenstand regelmäßig bekommt, ist man immer auf dem Laufenden.

4. Ein Frühstück ohne diesen Gegenstand ist für viele Menschen unvollständig.

5. Er steckt in den frühen Morgenstunden in vielen Briefkästen.

6. Die bekannteste Variante des gesuchten Gegenstandes heißt „Bildzeitung".

Antwort: Der gesuchte Gegenstand heißt Tageszeitung.

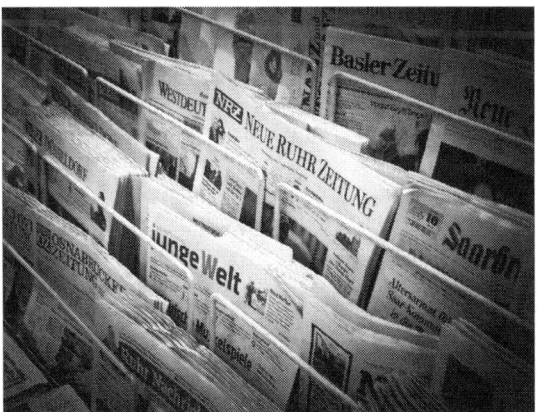

1. Diesen Gegenstand benutzt man hauptsächlich in den Wintermonaten.

2. Im Erzgebirge gibt es ein Museum, wo über 4.400 Stück dieses Gegenstandes aus 30 verschiedenen Ländern zu bestaunen sind.

3. Es gibt ihn in verschiedenen Modellen, am bekanntesten ist er als hölzerne Puppe.

4. Handgeschnitzte Modelle aus dem Erzgebirge sind weltweit bekannt.

5. Eine weltberühmte Ballettmusik von Tschaikowsky trägt den Namen des gesuchten Gegenstandes.

6. Er ist ein Werkzeug, um bestimmte Lebensmittel öffnen zu können.

7. Ohne diesen Gegenstand kann man keine Walnüsse und Haselnüsse essen.

Antwort: Der gesuchte Gegenstand heißt Nussknacker.

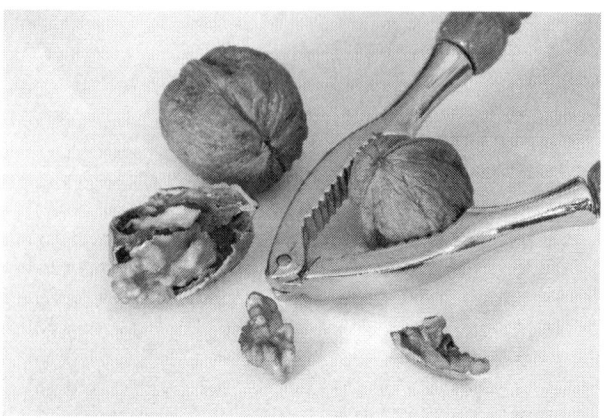

1. Dieser Gegenstand geht auf eine lange Tradition zurück. Schon Ägypter und Römer trugen ihn.

2. Häufig zeigt dieser Gegenstand eine Gravur auf der Innenseite.

3. Man kauft ihn bei einem Juwelier.

4. Er steht für Liebe und Treue und ist ein Zeichen für Zusammengehörigkeit.

5. In Deutschland trägt man ihn gewöhnlich am Ringfinger der rechten Hand.

6. Eine Hochzeit ohne diesen Gegenstand ist kaum vorstellbar.

Antwort: Der gesuchte Gegenstand heißt Ehering.

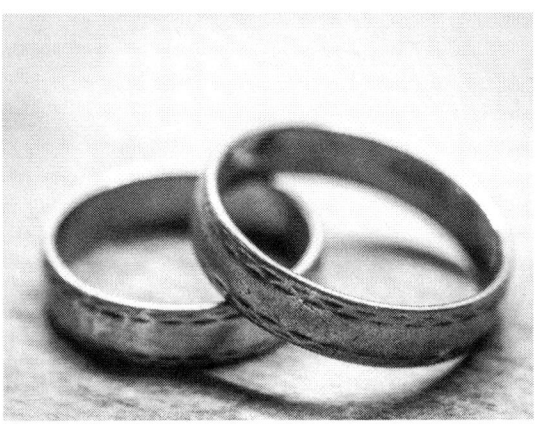

1. Ursprünglich wurde der gesuchte Gegenstand zum Schutz vor Mäusen und Ratten verwendet.

2. Heute ist er ein wichtiger Alltagshelfer für jede Hausfrau.

3. Er ist der Schulterform des Menschen nachgebildet.

4. Ihn gibt es aus Holz, Kunststoff und Draht.

5. Er hilft dabei, Chaos im Schrank und an der Garderobe zu verhindern.

6. Ist flexibel verwendbar, nämlich für Hemden, Blusen, Jacken, Mäntel und Hosen.

7. Er sorgt dafür, dass ein Kleidungsstück nicht zerknittert, keine Falten wirft und in Form bleibt.

Antwort: Der gesuchte Gegenstand heißt Kleiderbügel.

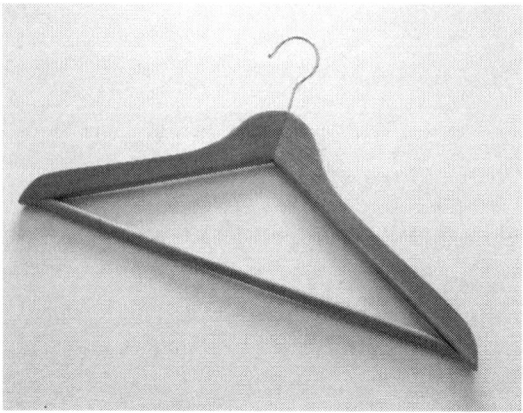

1. Der gesuchte Gegenstand hat seinen Ursprung im Fernen Osten und im Orient.

2. Er kann eine Person anziehender oder abstoßender machen.

3. Bei fettiger Haut wirkt er länger als bei trockener Haut.

4. Er wird auf den Körper aufgetragen, vorzugsweise hinter den Ohrläppchen, am Hals, an den Schläfen und Handgelenken.

5. Im 17. Jahrhundert verwendete man diesen Gegenstand, um unangenehmen Körpergeruch zu überdecken.

6. Er besteht aus verschiedenen Duftölen, Wasser und Alkohol.

7. Bei dem gesuchten Gegenstand handelt es sich um eine Substanz, die einen angenehm empfundenen Duft verströmt.

Antwort: Der gesuchte Gegenstand heißt Parfüm.

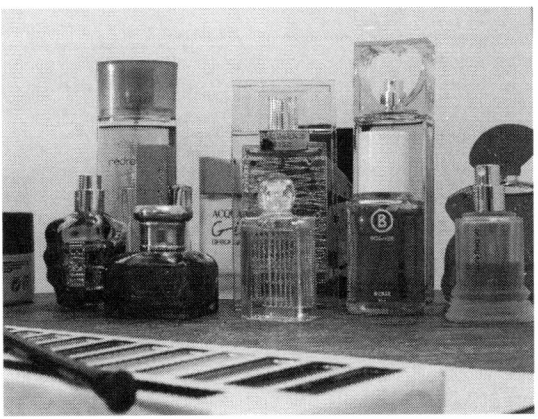

1. Aus einer Plastikflasche kann man diesen Gegenstand selbst basteln.

2. Im Geschäft kann man zwischen verschiedenen Modellen wählen. Je nach Ausführung kann man diesen Gegenstand umhängen, aufstellen oder mit der Hand halten.

3. Man kann mit ihm ein Lagerfeuer zum Brennen bringen.

4. Man benutzt ihn beim Lesen, aber auch in der Medizin und bei der Gesichtspflege.

5. Kleingedrucktes lässt sich mit diesem Gegenstand entschlüsseln.

6. Mit Hilfe dieses Gegenstandes ist es möglich, etwas wesentlich größer zu sehen als mit bloßem Auge.

7. Wenn man eine Sache ausführlicher wissen möchte, sagt man auch „Etwas genauer unter die …. nehmen".

Antwort: Der gesuchte Gegenstand heißt Lupe.

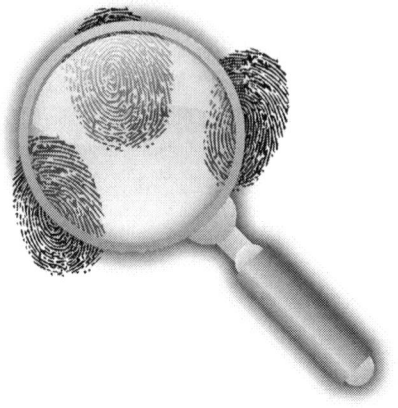

1. Der gesuchte Gegenstand ist ein Messgerät, welches jeder schon mal gebraucht hat.

2. Früher enthielt dieser Gegenstand gefährliches Quecksilber, deswegen durfte es nie zerbrechen.

3. Die ersten Geräte dieser Art waren 60 cm lang.

4. Dieser Gegenstand gehört in jede Hausapotheke.

5. Es kommt unter der Achselhöhle, in der Mundhöhle oder im Po zur Anwendung.

6. Es handelt sich um ein Messgerät, welches eine Temperatur zwischen 35 °C und 42 °C messen kann.

7. Er kommt meistens dann zum Einsatz, wenn ein Verdacht auf Fieber besteht.

Antwort: Der gesuchte Gegenstand heißt Fieberthermometer.

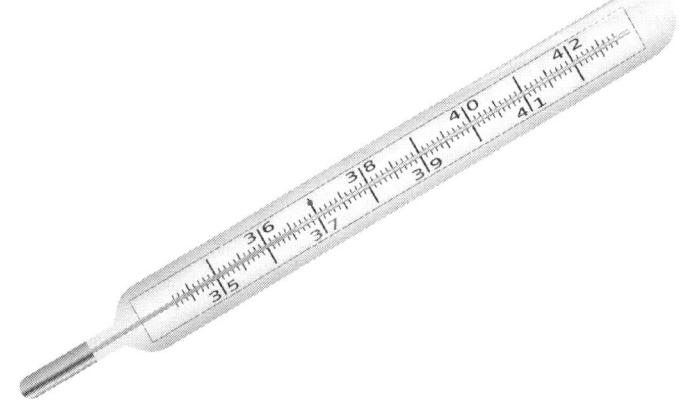

1. Dieser Gegenstand begleitet die meisten Menschen das ganze Leben.

2. Ein Vorläufer dieses Gegenstandes bestand aus einer Kerze und Bleigewichten.

3. Er gehört zur Standardausstattung eines jeden Schlafzimmers.

4. Viele Menschen stehen mit diesem Gegenstand auf Kriegsfuß.

5. Wenn man berufstätig ist, benötigt man diesen Gegenstand besonders von montags bis freitags.

6. Die beliebteste Taste an diesem Gerät ist die Schlummertaste.

7. Nach einer vorher eingestellten Zeit gibt der Gegenstand ein oft nervtötendes Geräusch von sich.

Antwort: Der gesuchte Gegenstand heißt Wecker.

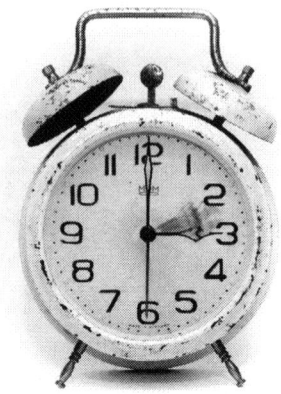

1. Diesen Gegenstand kann man in Supermärkten und Drogerien kaufen.

2. Er ist in verschiedenen Größen erhältlich. Je nach Sorte ist er sofort gebrauchsfertig, oder er muss erst zugeschnitten werden.

3. Man erhält ihn nach jeder Blutabnahme.

4. Je nach Ausführung kann der gesuchte Gegenstand dabei helfen, Hühneraugen zu beseitigen.

5. Er gehört in jede Hausapotheke.

6. Er kann Flüssigkeiten wie Blut und Wundsekrete aufsaugen.

7. Bei kleinen Verletzungen geht der erste Griff zu diesem Gegenstand, um die Wunde zu schützen.

Antwort: Der gesuchte Gegenstand heißt Pflaster.

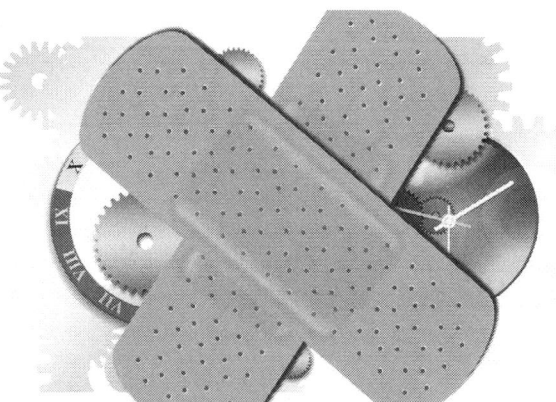

1. Mithilfe dieses Gegenstandes fliegen Pfeile besser.

2. Er besteht aus Keratin, dem Hauptbestandteil von Haut, Haaren, Fuß- und Fingernägeln.

3. Früher verwendete man den gesuchten Gegenstand zum Schreiben.

4. Indianer nutzen ihn für ihren imposanten Kopfschmuck, den sie früher als Krieger trugen.

5. Vögel verlieren ihn während der Mauser.

6. Wenn etwas nicht viel wiegt, sagt man auch „Es ist leicht wie eine …".

Antwort: Der gesuchte Gegenstand heißt Feder.

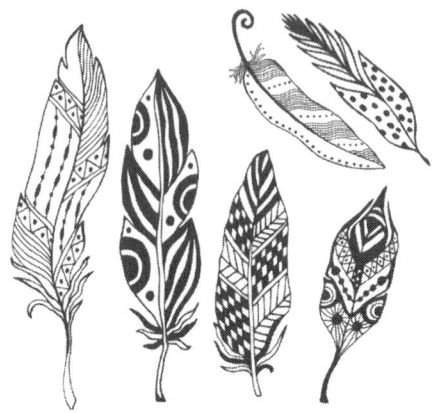

1. Diesen Gegenstand kann man in jedem Supermarkt und in jeder Drogerie kaufen.

2. Er wird besonders bei trockener Heizungsluft in der Winterzeit benötigt.

3. Frauen verwenden ihn öfter als Männer.

4. Man findet ihn häufig in Handtaschen.

5. Er ist ausschließlich für die Hände vorgesehen.

6. Wenn man spröde raue Hände hat, ist dieser Gegenstand unverzichtbar.

7. Nach dem Händewaschen cremen sich viele Personen damit ein.

Antwort: Der gesuchte Gegenstand heißt Handcreme.

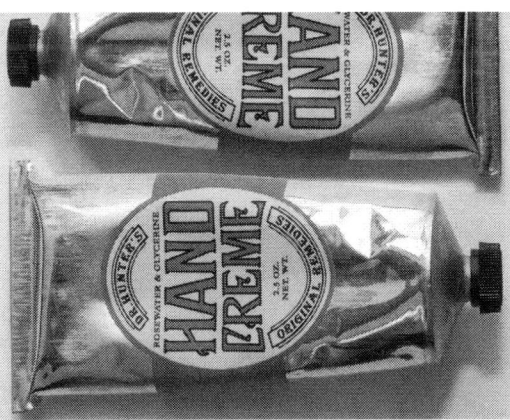

1. Dieser Gegenstand war einst ein Luxusgegenstand und ist heute aus dem Alltag nicht mehr wegzudenken.

2. Anfangs war dieser Gegenstand nur in Adelskreisen üblich. Hier war dieser Gegenstand meistens mit Goldfäden und Diamanten versehen.

3. Er besteht aus Stoff oder Papier.

4. Er ist meistens quadratisch und passt in jede Hosentasche.

5. Nach dem Gebrauch wird die Papiervariante entsorgt, die Stoffvariante gewaschen und gebügelt.

6. Besonders schöne Stoffexemplare werden von Herren in der Brusttasche getragen.

7. Er wird hauptsächlich zur Säuberung der Nase verwendet.

Antwort: Der gesuchte Gegenstand heißt Taschentuch.

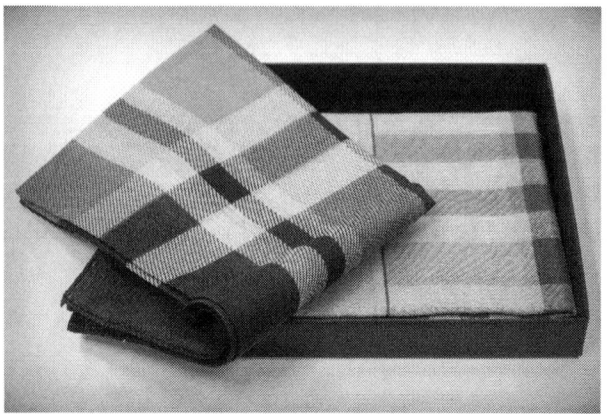

1. Um diesen Gegenstand zu bekommen, benötigt man 1 Euro oder 50 Cent.

2. Je nach Modell gibt es einen Kleinkindersitz oder eine Babyschale.

3. Bei dem gesuchten Gegenstand handelt es sich um ein Drahtgestell auf Rollen.

4. Man kann ihn als Ersatz für einen Rollator verwenden.

5. Ein Supermarkt ohne diesen Gegenstand ist heutzutage nicht mehr anzutreffen.

6. Bevor ein Pfandsystem eingeführt wurde, sammelten Mitarbeiter diesen Gegenstand auf Parkplätzen der Supermärkte wieder ein.

Antwort: Der gesuchte Gegenstand heißt Einkaufswagen.

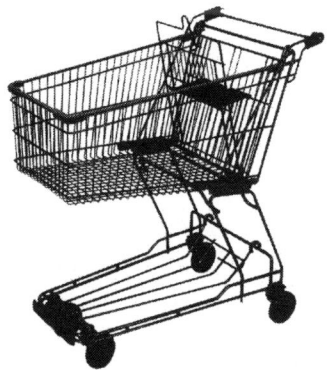

1. Der gesuchte Gegenstand ist ein Stück Eisen, das an mehreren Stellen mit Nagellöchern durchbohrt ist.

2. Die Vorgänger dieses Gegenstandes heißen Hipposandalen und bestanden aus Bast oder Leder.

3. Die Form ist fast immer u-förmig.

4. Seit jeher ist dieser Gegenstand ein Glückssymbol und soll vor bösen Geistern schützen.

5. Früher wurde er häufig über einer Tür aufgehängt.

6. Er wird auch als Hufbeschlag bezeichnet und wird vom Hufschmied aufgenagelt.

7. Der gesuchte Gegenstand ist sozusagen der Schuh des Pferdes, um das Hufhorn zu schützen.

Antwort: Der gesuchte Gegenstand heißt Hufeisen.

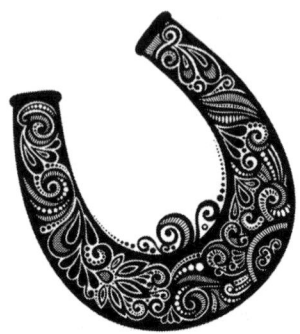

1. Bis in die 1850-er Jahre wurde dieser Gegenstand aus Holz gefertigt, heute ist er aus Stahlblech.

2. In ganz Deutschland gibt es über 100.000 Stück.

3. Manchmal ist er mit einem großen roten Punkt gekennzeichnet.

4. Er hat eine vordere oder seitliche Einwurfklappe.

5. Er ist ein Sammelbehälter, in den jedermann etwas einwerfen kann.

6. Der gesuchte Gegenstand steht an vielen Hauptstraßen.

7. Er wird von montags bis freitags täglich geleert. In größeren Städten erfolgt die Leerung täglich.

Antwort: Der gesuchte Gegenstand heißt Briefkasten.

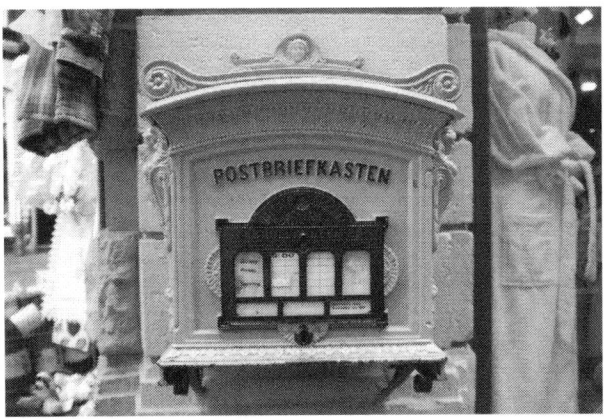

1. Vorläufer dieses Gegenstandes war vor 3.000 Jahren ein kleiner Stock zum Kauen.

2. Auch die Verwendung von Läppchen und Schwämmen war verbreitet.

3. Anfangs bestanden die Borsten des gesuchten Gegenstandes aus dem Nacken von Hausschweinen.

4. Heute gibt es ihn in vielen unterschiedlichen Farben, Formen und Härten.

5. Auch wer schon seine dritten Zähne hat, kann auf diesen Gegenstand nicht verzichten.

6. Wenn die Borsten zu hart sind, zerfetzen sie das Zahnfleisch leicht.

Antwort: Der gesuchte Gegenstand heißt Zahnbürste.

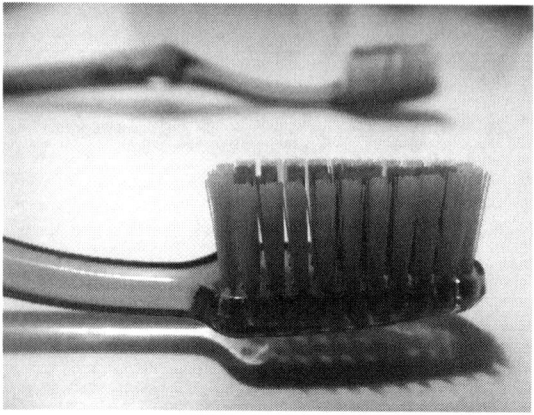

1. Um diesen Gegenstand verwenden zu können, benötigt man Streichhölzer oder ein Feuerzeug.

2. Früher galt es als schick, ihn zu verwenden, heute wird er zunehmend verpönt.

3. Er besteht aus getrockneten feingeschnittenen Blättern einer Pflanze.

4. Dieser Gegenstand ist nicht gesundheitsfördernd.

5. Viele Menschen möchten auf ihn verzichten, schaffen es aber nicht.

6. Er macht ziemlich viel Qualm und hinterlässt schlechte Luft.

7. Wenn man ihn raucht, braucht man einen Aschenbecher.

Antwort: Der gesuchte Gegenstand heißt Zigarette.

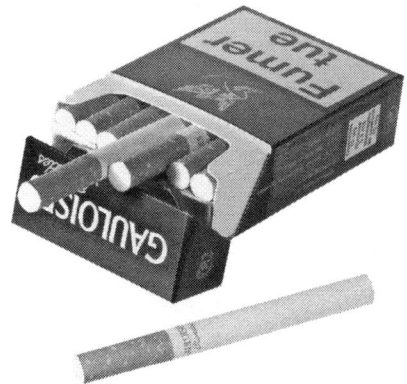

1. Den gesuchten Gegenstand benutzt die Menschheit schon seit Jahrtausenden.

2. Er wird aus pflanzlichen oder tierischen Fetten hergestellt.

3. Früher galt er als Luxus und war in parfümierter Form dem Adel vorbehalten.

4. Jeder Mensch verwendet ihn mehrmals täglich.

5. Er wird hauptsächlich zur Körperreinigung genutzt.

6. Er ist in flüssiger und fester Form in Supermärkten und Drogerien erhältlich.

Antwort: Der gesuchte Gegenstand heißt Seife.

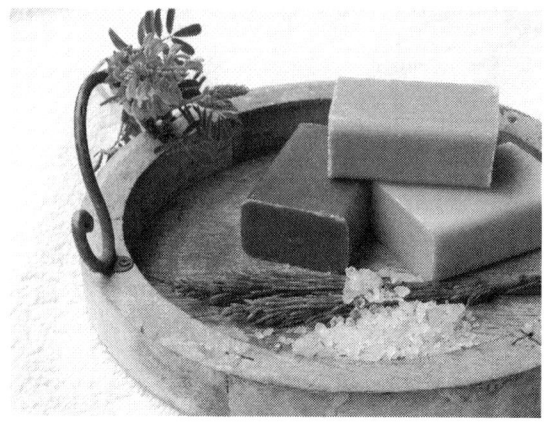

1. Der gesuchte Gegenstand wurde vor fast 120 Jahren erfunden.

2. Meistens ist der Gegenstand so klein, dass er in jede Handtasche passt.

3. Durch seine stabförmige Gestalt ist er sehr handlich.

4. Er wird mit Batterien betrieben. Neuere Modelle lassen sich an einer Steckdose aufladen.

5. Bei Stromausfall in Dunkelheit ist man froh, wenn man diesen Gegenstand zur Verfügung hat.

6. Man kann mit ihm Flächen in der unmittelbaren Nähe beleuchten.

7. Als „mobiles Licht" ist der gesuchte Gegenstand eine gute Alternative zur Kerze.

Antwort: Der gesuchte Gegenstand heißt Taschenlampe.

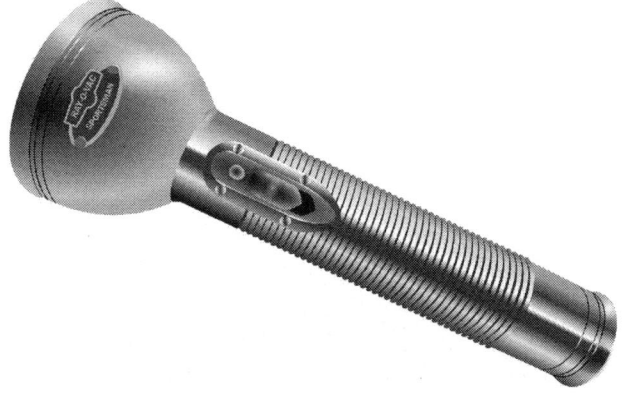

1. Den gesuchten Gegenstand benötigen einige Menschen im fortgeschrittenen Alter.

2. Nicht nur das Alter, sondern auch Krankheiten können dazu führen, dass man sich diesen Gegenstand anschafft.

3. Frauen verwenden ihn öfter als Männer.

4. Er ist ein Ersatz für etwas, was man zuvor verloren hat.

5. Er verhilft dazu, dass man sich attraktiver fühlt.

6. Wer ihn benutzt, ist meistens in der Situation, dass er sich einen Friseurbesuch sparen kann.

7. Der gesuchte Gegenstand ist eine künstliche Kopfbedeckung.

8. Eine licht gewordene Haarpracht kann mit ihm kaschiert werden.

Antwort: Der gesuchte Gegenstand heißt Perücke.

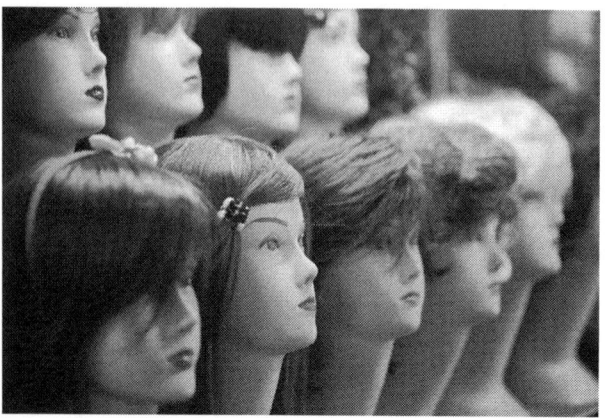

1. Jeder braucht diesen Gegenstand – egal ob Mann oder Frau, Kind oder Rentner, Pilot oder Krankenschwester.

2. Bei dem gesuchten Gegenstand handelt es sich um ein Behältnis zum Transportieren von Gegenständen.

3. Im Gegensatz zu einer Transportkiste hat er eine weiche Hülle.

4. Zum Verschließen hat er je nach Ausstattung einen Klettverschluss, Reisverschluss, Druckknopf oder eine Kordel.

5. Er wird nicht nur zum Einkaufen genutzt.

6. Frauen lieben den gesuchten Gegenstand besonders. Man hat oft den Eindruck, sie tragen darin ihr ganzes Leben herum.

7. Er kann mit einem Henkel in der Hand oder mit einem Schulterriemen über dem Arm getragen werden.

Antwort: Der gesuchte Gegenstand heißt Tasche.

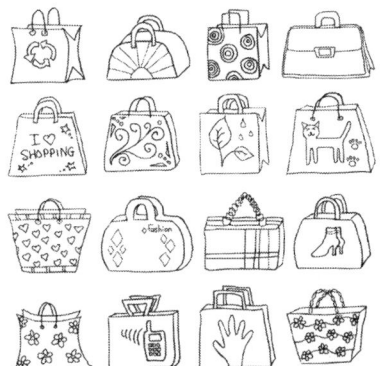

1. Der gesuchte Gegenstand hat im Sommer Hochsaison.

2. Er wurde 1954 in Deutschland zum Patent angemeldet und ist in dieser Form auch heute noch in Gebrauch.

3. Er ist oft die Rettung für strapazierte Nerven.

4. Er sorgt für Ruhe nach zuvor nervtötenden Geräuschen.

5. Wenn man von einer größeren Anzahl der Geräusch-Verursacher umgeben ist, reicht der gesuchte Gegenstand nicht aus.

6. Wenn man unglücklich trifft, hinterlässt eine Aktion mit diesem Gegenstand unschöne Flecken auf der Tapete.

Antwort: Der gesuchte Gegenstand heißt Fliegenklatsche.

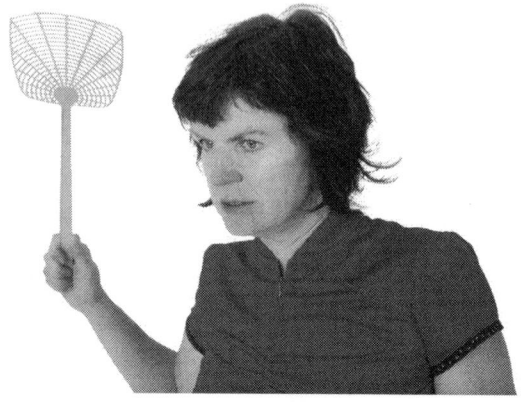

1. In diesem Gegenstand wurde früher das wichtigste Hab und Gut aufbewahrt.

2. Man kann ihn tragen, ziehen oder schieben.

3. Dieser Gegenstand kommt meistens viel herum und sieht viel von der Welt.

4. Wenn er im Flugzeug verreist, bekommt er keinen Sitzplatz.

5. Wenn man seinen Mitbewohner loswerden möchte, stellt man diesen Gegenstand vor die Tür.

6. Ein beliebtes Kinderspiel heißt „Ich packe meinen ...“

Antwort: Der gesuchte Gegenstand heißt Koffer.

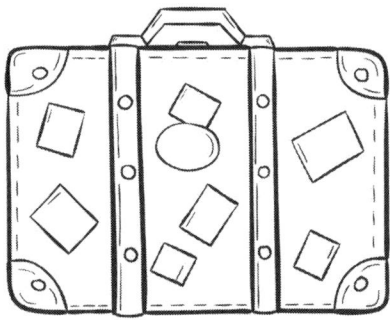

1. Man findet diesen Gegenstand in fast jedem Hotelzimmer in westlich orientierten Ländern.

2. Es dauerte ungefähr 800 Jahre, bis der gesuchte Gegenstand fertig geschrieben war.

3. Bevor jemand die Inhalte dieses Gegenstandes aufschrieb, wurden sie lange Zeit nur weitererzählt.

4. Der Gegenstand wird als „das Buch der Bücher" beschrieben.

5. Kein anderes Buch wurde in so viele Sprachen übersetzt wie dieses. In vielen Sprachen war es seinerzeit das erste Buch überhaupt.

6. Der gesuchte Gegenstand besteht aus zwei Hauptteilen, nämlich dem Ersten und dem Zweiten Testament.

7. Es handelt sich bei dem Gegenstand um die Heilige Schrift der Christen.

Antwort: Der gesuchte Gegenstand heißt Bibel.

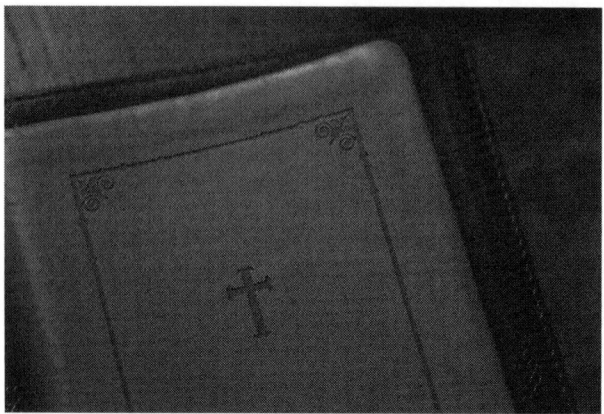

1. Aufgrund von Infektionsgefahren gibt es den Gegenstand auch zur Einmalverwendung,

2. Der gesuchte Gegenstand ist im Badezimmer anzutreffen.

3. Seit der Erfindung von Duschen erfreut er sich immer weniger Beliebtheit.

4. Der gesuchte Gegenstand ist ein kleiner Lappen aus Frotteestoff oder Mircrofaser.

5. Bei Fieber wird er in kaltes Wasser getränkt und auf die Stirn gelegt.

6. Der Begriff wird umgangssprachlich auch für eine Person verwendet, die als schwach und feige gilt.

Antwort: Der gesuchte Gegenstand heißt Waschlappen.

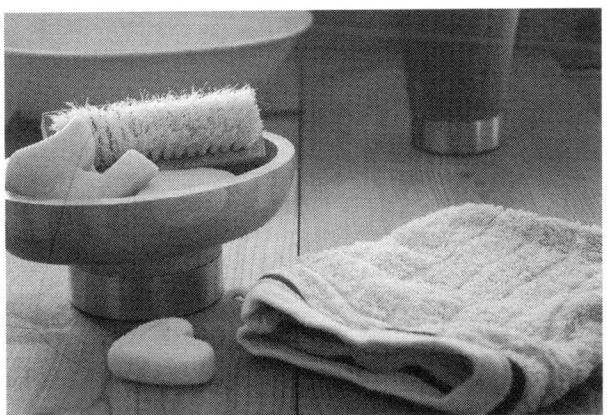

Wichtige Hinweise

Alle Angaben in diesem Buch wurden sorgfältig und nach bestem Wissen erstellt und erfolgen ohne Verpflichtung oder Garantie der Autorin und des Verlages. Sie übernehmen keine Verantwortung und Haftung für das Gelingen, sowie für Personen-, Sach- und Vermögensschäden.

1. Auflage 2017
Herausgeber und Copyright©:
SuperSenior® Marketing Ltd.
Quastenhornweg 2a
14089 Berlin

Printed in Poland
by Amazon Fulfillment
Poland Sp. z o.o., Wrocław

50231501R00034